Sandra Beck

YOGA IN DER SCHWANGERSCHAFT

Begleitbuch

Haben Sie Fragen an die Autorin?
Anregungen zum Yoga-Set?
Erfahrungen, die Sie mit anderen teilen möchten?

Nutzen Sie unser Internetforum:
www.mankau-verlag.de

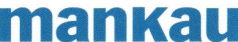

Bibliografische Information der Deutschen Nationalbibliothek
Die Deutsche Nationalbibliothek verzeichnet diese Publikation in der Deutschen Nationalbibliografie; detaillierte bibliografische Daten sind im Internet über http://dnb.d-nb.de abrufbar.

Sandra Beck
Yoga in der Schwangerschaft
ISBN 978-3-86374-095-5
1. Auflage 2013

Mankau Verlag GmbH
Postfach 13 22, D-82413 Murnau a. Staffelsee
Im Netz: www.mankau-verlag.de
Internetforum: www.mankau-verlag.de/forum

Lektorat: Barbara Imgrund, Heidelberg
Endkorrektorat: Susanne Langer, Traunstein
Gestaltung: Sebastian Herzig, Mankau Verlag GmbH
Fotos: kunstschützen ! fotografie, burgund & hoven GbR, Berlin

Druck: Himmer AG, Augsburg

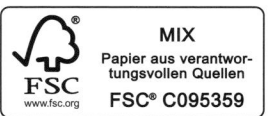

Inhalt

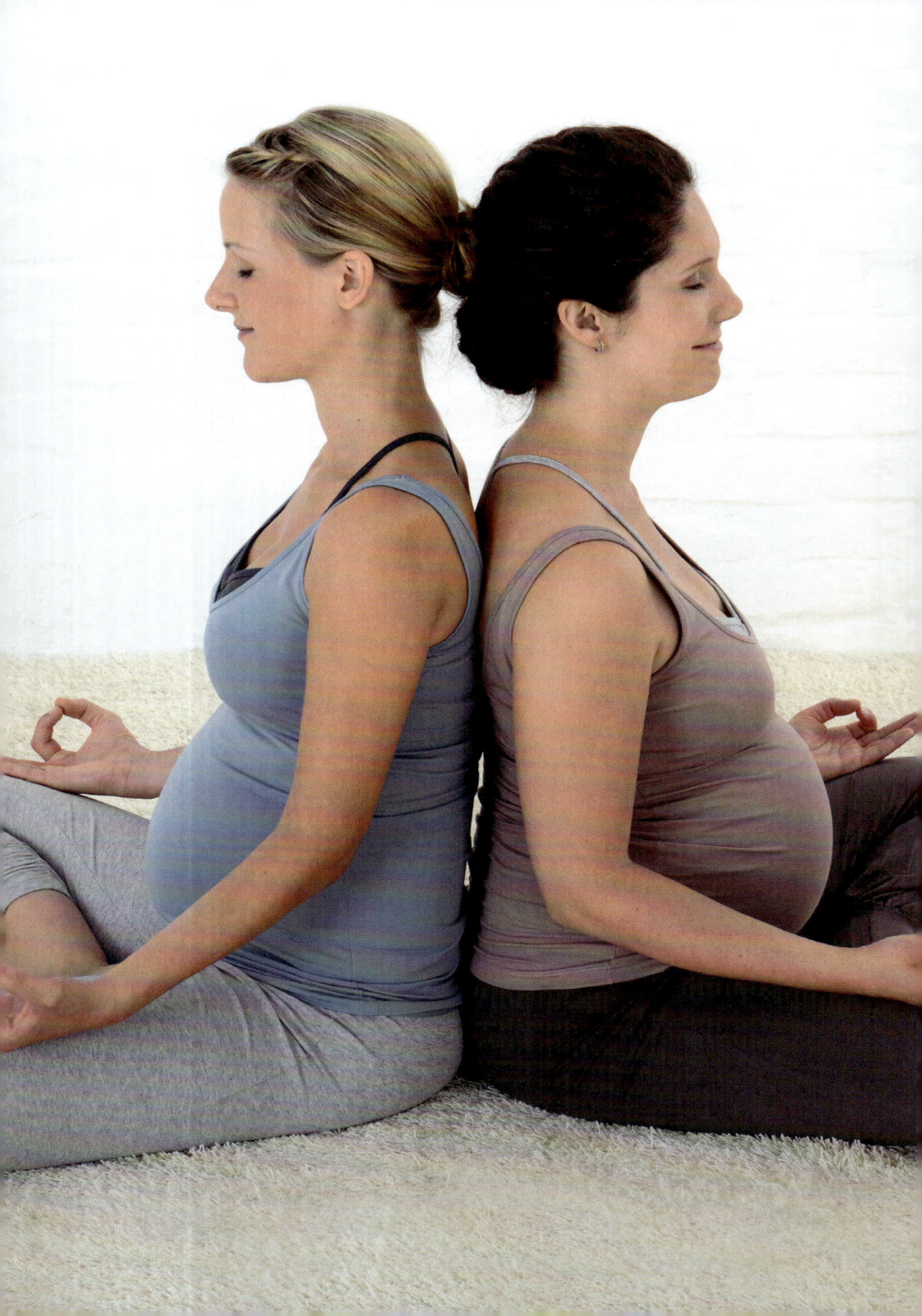

Vorwort

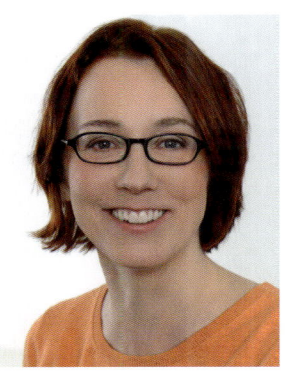

Wie wundervoll: Sie sind schwanger! Dies ist im Leben jeder Frau eine ganz besondere Zeit und meistens mit großer Freude und vielen überwältigenden Momenten verbunden. Es gibt jedoch auch Phasen der Umstellung und Anstrengung, nicht nur auf physischer Ebene, sondern oft auch in psychischer Hinsicht – z. B. in Form von Befürchtungen und Ängsten, der Herausforderung nicht gewachsen zu sein. Um die Schwangerschaft in all diesen Facetten meistern, erleben und genießen zu können, aber auch um eventuellen Beschwerden entgegenzuwirken und die nötige innere Gelassenheit zu entwickeln, bietet Ihnen Yoga das richtige Werkzeug. Warum das so ist, werde ich im ersten Teil dieses Begleitbuches ausführlicher erläutern.

Es gibt schon viele Bücher über Yoga in der Schwangerschaft, und einige davon waren mir während meinen eigenen beiden Schwangerschaften und in meiner Tätigkeit als Leiterin von Schwangerenyogakursen nützliche Begleiter. Gleichzeitig vermisste ich jedoch immer ein Werk, das Frauen, die selbstständig zu Hause üben wollen, nicht nur nützliche Informationen und anschauliche Übungsanleitungen bietet, sondern auch die Möglichkeit, ihre Yogastunde ihren persönlichen Bedürfnissen flexibel anzupassen – ohne dass sie gezwungen sind, ständig in einem Buch hin und her zu blättern und dadurch ihren Energiefluss zu unterbrechen.

Außerdem erschien mir die häufig praktizierte Zuordnung der Übungen zu den drei Schwangerschaftstrimestern als zu statisch. Denn es ist meiner Erfahrung nach zu kurz gedacht, wenn man alle Frauen über einen Kamm scheren will. Keine Schwangerschaft gleicht der anderen, und auch die Bedürfnisse der Frauen selbst sind unterschiedlich – die eine möchte weiterhin kraftvoll üben, die andere lieber mehr meditieren.
Dieses Kartenset ist daher so aufgebaut, dass Sie sich je nach Ihren persönlichen Vorlieben und Ihrer jeweiligen Tagesform Ihr eigenes Yogaset zusammenstellen können – immer wieder neu und abwechslungsreich auf gleichzeitig überraschend simple Art und Weise! Tipps und Hinweise

hierzu sowie mehrere Übungsprogramme, die als Anregungen gedacht und für spezielle Bedürfnisse konzipiert sind, finden Sie im zweiten Teil dieses Büchleins.

Mein Schwangerschaftsyoga baut auf zwei Grundpfeilern auf: Zum einen soll es Ihre körperliche Fitness erhalten, um Ihnen eine weitestgehend beschwerdefreie Schwangerschaft und dadurch später eine rasche Rückbildung zu ermöglichen, zum anderen soll es Sie gleichzeitig durch Atemübungen und Meditationen emotional und mental auf die Geburt und die folgenden Herausforderungen vorbereiten.

Ich wünsche Ihnen eine wunderschöne und aufregende Zeit – und viel Spaß beim Üben.

Sandra Beck

Zur Autorin

Sandra Beck (geb. 1972) ist freiberufliche Autorin und Yoga-Trainerin. Seit ihrer Ausbildung zur Yogalehrerin (BDY/EYU) leitet sie seit einigen Jahren Yogakurse, die sich schwerpunktmäßig an Frauen während und nach der Schwangerschaft richten. Selbst Mutter zweier Kinder, konnte Sandra Beck die Wirksamkeit der vorgestellten Übungen am eigenen Leib erfahren; im ständigen Austausch mit Kolleginnen und mehreren Hebammen wurden sie stetig verbessert.

Als Autorin hat sie bereits zahlreiche Drehbuchauftragsarbeiten für das deutsche Fernsehen, eine filmwissenschaftliche Arbeit sowie mehrere Artikel für die Fachzeitschrift „Deutsches Yoga-Forum" verfasst.

Mehr zu den Angeboten von Sandra Beck:
www.der-innere-raum.de

Yoga in der Schwangerschaft

Warum Yoga?

Yoga ist inzwischen fester Bestandteil unserer Alltagskultur geworden: In den Großstädten stolpert man auf Schritt und Tritt von einem Angebot zum nächsten, denn die unterschiedlichsten Schulen preisen ihre Kurse auf Flyern, an Ampelmasten oder in Kleinanzeigen an. Aber auch in kleineren Städten hat das Angebot an Yogakursen exponentiell zugenommen. Es ist heute nicht mehr seltsam oder irgendwie esoterisch angehaucht, sondern völlig normal geworden, Yoga zu praktizieren, da seine gesundheitlichen Effekte inzwischen in zahlreichen Studien bewiesen wurden.

Aber was ist Yoga eigentlich? Allgemein bekannt ist, dass er ursprünglich aus Indien stammt. Doch nur die wenigsten hierzulande wissen, dass es den Yoga eigentlich nicht gibt, denn die Tradition des Yoga hat im Laufe der letzten 3.000 Jahre eine Vielzahl von Lehren und Konzepten hervorgebracht, deren Herangehensweise unterschiedlicher nicht sein könnte. Dennoch kann man sagen, dass allen Übungswegen anfänglich dieselben Ziele zugrunde lagen: die spirituelle Selbstverwirklichung des Menschen sowie letztlich die Erfahrung der „Verbindung" mit dem Höchsten, dem Göttlichen (so stammt das Wort yoga aus dem Sanskrit und bedeutet ursprünglich so viel wie „Verbindung" oder „Einung").

Von den vielen verschiedenen Techniken und Methoden, die zur Erreichung dieser Ziele entwickelt wurden, ist sicherlich der körperorientierte Hatha Yoga im Westen die bekannteste. Er beinhaltet unter anderem die sogenannten Körperhaltungen (asanas), die sowohl mit Stabilität als auch mit Leichtigkeit praktiziert werden sollen, Atemübungen (pranayamas) sowie Übungen zur Konzentration (dharana) und Meditation (dhyana). Manche Hatha-Yoga-Methoden wurden inzwischen an die Bedürfnisse des modernen Menschen angepasst; ein wichtiger Schwerpunkt blieb jedoch immer die Kombination von Bewegung und bewusster Atmung.

Viele wissenschaftliche Studien haben sich mittlerweile der Erforschung des Yoga gewidmet. Dabei wurde mehrfach bewiesen, wie weitreichend die positiven Effekte einer regelmäßigen Yogapraxis auf die körperliche und seelische Gesundheit sind. Yoga kann nicht nur subjektiv gesehen zu mehr Energie und Lebenskraft, einer positiveren Lebenseinstellung und seelischen Ausgeglichenheit führen, sondern auch auf messbarer Ebene

Hingabe und Loslassen

Das zentrale Thema im Schwangerschaftsyoga, das Ihnen auf den folgenden Seiten immer wieder begegnen wird, ist die Entwicklung von Hingabe und Loslassen.

Schwangerschaft und Mutterschaft können die größten Herausforderungen im Leben einer Frau darstellen; in jedem Fall ziehen sie eklatante und oft in ihrem Ausmaß unerwartete Umwälzungen nach sich, denen sich frau zu stellen hat. Diese betreffen natürlich den körperlichen Bereich, in dem es mancher schwerfallen wird, ihr altes Selbstbild loszulassen und die eventuell erworbenen Pfunde ohne schlechtes Gewissen anzunehmen oder sich Momente der Schwäche und Erschöpfung einzugestehen.

Aber auch auf der psychischen Ebene ist einiges zu meistern, denn trotz aller Freude über das wachsende Leben können starke Stimmungsschwankungen oder gar Ängste vor den Veränderungen im Beruf und in der Partnerschaft sowie vor dem drohenden Kontrollverlust über das eigene, zuvor so selbstbestimmte Leben auftreten. Manchmal melden sich während der Schwangerschaft auch längst verdrängte Konflikte mit den eigenen Eltern, die bearbeitet werden müssen, will man nicht uralte Muster in der selbst gegründeten Familie wiederholen.

All diesen Herausforderungen können Sie begegnen, indem Sie lernen, sich dem Prozess des Mutterwerdens vollends hinzugeben – und dabei alle Konzepte und Vorstellungen, die Sie sich vorab gemacht haben, alle Ängste und Befürchtungen immer wieder aktiv loszulassen. Es kommt sowieso anders, als Sie denken! Nicht nur Ihr Kind wird höchstwahrscheinlich ganz anders sein, als Sie es sich vorgestellt haben, auch Sie selbst werden unerwartete Seiten an sich entdecken. Üben Sie deshalb schon jetzt, Ihrem Leben und all dem Neuen gegenüber offen zu sein!

eine Verbesserung der Atmung, eine Stärkung des Immun- und des Nervensystems, eine Kräftigung der gesamten Muskulatur sowie eine gesteigerte Organdurchblutung hervorrufen.

Auch in der Schwangerschaft können Sie von all diesen Wirkungen durch speziell auf diese Zeit abgestimmte Körper- und Atemübungen in Kombination mit Entspannung und Meditation profitieren. Außerdem gibt Ihnen die regelmäßige Praxis die Möglichkeit, sich intensiv mit sich selbst und dem in Ihrem Bauch wachsenden Kind zu verbinden. Dadurch können Sie sich des Wunders, das gerade in Ihnen vor sich geht, noch bewusster werden und fühlen sich gleichzeitig all dem Neuen gegenüber besser gewappnet.

Yoga in anderen Umständen

Der Schwangerschaftsverlauf

Die Schwangerschaft wird gewöhnlich in drei Abschnitte zu je drei Monaten (beziehungsweise je 13 Schwangerschaftswochen) eingeteilt, die sogenannten Trimester:

1. Die Frühschwangerschaft, häufig als „Zeit der Anpassung" bezeichnet, ist von den Umstellungsvorgängen im Körper geprägt. Dabei können Schwäche und Müdigkeit, Übelkeit und Erbrechen, aber auch starke Stimmungsschwankungen auftreten.
2. Im zweiten Schwangerschaftsdrittel, der „Zeit des Wohlbefindens", nimmt die Vitalität gewöhnlich wieder zu. Viele Frauen haben jetzt Lust und die Kraft, Bäume auszureißen, und genießen ihre Schwangerschaft in vollen Zügen.
3. Das letzte Drittel wird oft „Zeit der Beschwerlichkeit" genannt, weil der nun deutlich gewachsene Bauch lästige Zipperlein wie Rückenschmerzen, Sodbrennen oder Kurzatmigkeit verursachen kann. Außerdem ruft die kurz bevorstehende Geburt häufig Ängste hervor.

Glücklicherweise ist jede Schwangerschaft einzigartig – genauso, wie Sie es sind. Seien Sie sich darüber im Klaren, dass diese Einteilungen deshalb

nur grobe Anhaltspunkte geben können und die beschriebenen Befind-
lichkeiten und Beschwerden auf Sie nicht unbedingt zutreffen müssen.
Aus eigener Erfahrung kann ich berichten, dass ich in meiner ersten
Schwangerschaft weitestgehend die „Norm" erfüllte, während meine
zweite völlig anders verlief: In dieser plagten mich am Anfang und in der
Mitte immer wieder heftige Schwächeanfälle, während ich mich gegen
Ende trotz leichter Bewegungseinschränkungen blendend fühlte.

Versuchen Sie deshalb, sich nicht von irgendwelchen Erwartungen
– seien sie angelesen oder Ihnen von Ihrer Umwelt entgegengebracht –
unter Druck setzen zu lassen, sondern das anzunehmen, was gerade ist!
Akzeptieren Sie es, wenn Sie sich gerade schwach und ängstlich fühlen,
und genießen Sie die kraftvollen Phasen – immer in dem Bewusstsein, dass
keiner dieser Zustände von Dauer sein muss, sondern sie sich während Ihrer
gesamten Schwangerschaft immer wieder wandeln können. Lernen Sie, sich
mit Hilfe von Yoga diesen Veränderungen hinzugeben – und loszulassen!

Auf welche Weise kann Yoga Ihnen nun während dieser so aufregenden
Zeit behilflich sein? Vor allem durch drei Aspekte:
- den weitgehenden Erhalt Ihrer körperlichen Fitness,
- den bewussten Einsatz Ihrer Atmung,
- die intensive Begegnung mit Ihrer Intuition.

Körperliche Fitness

Die meisten meiner Kursteilnehmerinnen kommen mit dem Wunsch zu
mir, während ihrer Schwangerschaft ihre bisherige körperliche Aktivität nicht mehr als nötig einschränken zu müssen und gleichzeitig ihrem
gesteigerten Verlangen nach mehr Besinnung und Innerlichkeit Raum
geben zu dürfen. Häufig besuchen sie meine Kurse das erste Mal um die
15. Woche herum und bleiben bis zu ihrem Entbindungstermin – wobei
sie bei kontinuierlicher Übung erstaunlich wenige Beschwerden entwickeln und sich ihre körperliche Fitness bis zum Schluss zu einem großen
Teil erhalten können.

Auch Sie müssen körperliche Aktivität „trotz" anderer Umstände nicht
missen! Schwangerschaft ist nämlich keine Krankheit, bei der Sie sich
schonen müssen. Sicherlich ist die körperliche Belastbarkeit insgesamt he-

rabgesetzt – bei der einen Frau mehr, bei der anderen weniger –, und diese individuellen Grenzen gilt es zu respektieren, um sich und dem Baby keinen Schaden zuzufügen. Auch sollten in dieser Zeit riskante Sportarten wie Tennis oder Skifahren vermieden werden. Aber Sie dürfen und sollten dennoch weiterhin Ihre Muskeln und Gelenke beanspruchen und fordern – wenn auch auf sanfte Art durch speziell für diese Phase konzipierte Übungen.

Durch Yoga können Sie vielen schwangerschaftsbedingten Beschwerden gezielt entgegensteuern, indem Sie z. B. Verspannungen lösen und stützende Muskulatur aufbauen, die Ihren Körper trotz des wachsenden Gewichtes und der veränderten Statik im Gleichgewicht hält. Außerdem machen Sie sich durch spezielle Übungen für das Becken und den Beckenboden fit für die Herausforderungen der Geburt.

Viele wissenschaftliche Studien haben inzwischen gezeigt, dass Frauen, die während der Schwangerschaft regelmäßig Yoga praktizierten, nicht nur weniger Beschwerden entwickelten oder ihre vorhandenen erheblich lindern konnten, sondern dass bei ihnen durch die Minderung von Stresshormonen auch seltener vorzeitige Wehen einsetzten. Weiterhin wirkte

Der Beckenboden

Auf der körperlichen Ebene stellt neben dem Training der allgemeinen Muskulatur die Beschäftigung mit dem Beckenboden einen essenziellen Bestandteil des Schwangerschaftsyoga dar.

Viele Frauen werden sich erst während ihrer Schwangerschaft ihres Beckenbodens bewusst oder beschäftigen sich mehr mit ihm. Seine drei aufeinander abgestimmten Muskelschichten stützen die inneren Organe und schließen das Becken nach unten hin ab. Da die Beckenbodenmuskulatur außerdem eng mit der Bauch- und Rückenmuskulatur zusammenarbeitet und daher eine wesentliche Rolle für eine gesunde Haltung spielt, ist ein gezieltes Training jedoch immer sehr sinnvoll.

Während der Schwangerschaft lassen sich Rückenschmerzen oder Hämorrhoiden verhindern sowie Risiken minimieren, vor oder nach der Geburt an Inkontinenz zu leiden. Darüber hinaus können regelmäßige Beckenbodenübungen die Geburt erleichtern, indem dieser Bereich in dieser Extremsituation bewusst entspannt werden kann. Praktizieren Sie deshalb regelmäßig die Übung „Den Beckenboden spüren" (Karte 12).

sich ihre Yogapraxis auf die Versorgung und das Wachstum ihres Babys sehr positiv aus: Dank eines verbesserten Blutflusses zur Plazenta wurden beispielsweise weniger Babys zu früh geboren oder kamen untergewichtig zur Welt.

Durch eine konsequente Yogapraxis stellen Sie auch die Weichen für die Zeit nach der Geburt, denn sie erleichtert in jedem Fall die Rückbildung – z. B. durch die Anknüpfung an die während der Schwangerschaft praktizierten Beckenbodenübungen.

Bei jeder körperlichen Aktivität sind dennoch ein paar Vorsichtsmaßregeln einzuhalten. In der Schwangerschaft wird nämlich zur Unterstützung des Uteruswachstums die Produktion vor allem zweier Hormone angekurbelt: Progesteron lässt das glatte Muskelgewebe weicher werden, während Relaxin Sehnen, Bänder und Gelenke lockert. Die dadurch hervorgerufene größere Dehnbarkeit der einzelnen Körperpartien macht sie insgesamt instabiler und lässt das Verletzungsrisiko steigen.

Achten Sie bitte deshalb darauf, die Übungen sorgsam durchzuführen. Respektieren Sie Ihre momentanen Grenzen und überschreiten Sie sie während Ihrer Schwangerschaft nicht. Bedenken Sie, dass bei zu großer körperlicher Anstrengung mehr Sauerstoff zu Ihren Muskeln geleitet wird und damit nicht für die Entwicklung Ihres Babys zur Verfügung steht. Nach der Rückbildungszeit werden Sie allmählich wieder zu Ihrem gewohnten Bewegungsprogramm zurückkehren können. Aber jetzt ist die Zeit, sich auf sanfte Art zu fordern.

Akzeptieren Sie also, was gerade möglich ist – an diesem Tag, zu dieser Stunde. Das kann morgen schon wieder anders aussehen, denn vielleicht macht Ihr Baby gerade eine Wachstumsphase durch, die Ihren Körper heute ganz besonders fordert. Und nicht zuletzt: Genießen Sie die Übungen, lassen Sie nach der Anspannung ganz bewusst vollständig los und entspannen Sie sich, damit sich die wohltuenden Wirkungen des Yoga ungehindert in Ihrem Körper entfalten können.

Je regelmäßiger und je länger Sie üben, desto besser werden Sie ein Gespür dafür entwickeln, welche Übungen Ihnen besonders guttun und wo Ihre Grenzen liegen – kurzum, was Sie persönlich brauchen, um sich wohl und kraftvoll zu fühlen. Denn durch regelmäßiges und konzentriertes Üben des körperorientierten Hatha Yoga schult und verfeinert sich Ihre Körperwahrnehmung – und zwar auf Dauer.

Dies liegt darin begründet, dass der Hatha Yoga den Körper als Ausgangsbasis für die angestrebte spirituelle Transformation begreift. Der Körper wird dabei als Gefäß der Lebensenergie (prana) aufgefasst, die ihn in unzähligen Kanälen (nadis) durchströmen und sich in sogenannten Energiewirbeln (chakras) verdichten soll. Da diese Kanäle durch ungesunden Lebenswandel oder fehlende Bewusstheit häufig verstopfen, gilt es als oberstes Ziel der Praxis, sie zu reinigen und den Menschen für höhere spirituelle Erfahrungen zu öffnen.

Zu diesem Zweck sollen zunächst die Aktivitäten des Körpers zur Ruhe gebracht werden – und zwar mit Hilfe des Atems. Kommen wir nun also zu den Besonderheiten der yogischen Atmung, einem Ihrer wichtigsten Werkzeuge während der Schwangerschaft, für die Geburt und auch für die Zeit danach.

Atmung

Bei jedem Einatmen nehmen wir Sauerstoff und frische Energie auf, bei jedem Ausatmen geben wir Kohlendioxid und verbrauchte Energie wieder ab. Die Atmung reguliert nicht nur den Herzschlag und die Körpertemperatur, denn der gesamte Körper benötigt für die unterschiedlichsten funktionalen Vorgänge Sauerstoff: z. B. für den Zellstoffwechsel, zur Produktion der Hormone in den Drüsen und für die Arbeit der Muskulatur und des Gehirns. Die Qualität unserer Atmung ist somit essenziell für das reibungslose Funktionieren unseres physischen Körpers.

Da unsere Atmung in engem Zusammenhang mit unseren Emotionen steht, läuft der Austausch von Sauerstoff und Kohlendioxid jedoch oft nicht reibungslos ab: Stress, Ängste und andere negative Gefühle sorgen für eine flache Atmung und damit für eine Unterversorgung wichtiger Bereiche des Körpers, sodass dadurch weitere Stressfaktoren entstehen. Eine tiefe Atmung steigert im Gegensatz dazu die Lebendigkeit und sorgt für Gelöstheit und Entspannung.

Im Yoga wird der Atem aus diesen Gründen bewusst geführt, und zwar durch die Lenkung der Lebensenergie (pranayama). Durch sie können wir Einfluss auf körperliche Vorgänge nehmen, aber auch auf die Aktivitäten des Geistes und der Emotionen: Der Körper wird vitaler, sein Tonus entspannter, der Geist verankert sich in der Gegenwart und schweift seltener ab in Vergangenheit oder Zukunft, und die Gefühle beruhigen sich.

Der Hatha Yoga hat hier verschiedene Methoden entwickelt: so etwa die Koordination von Atmung und Bewegung in den Körperübungen, durch die Sie einerseits Ihre Bewegungen (und damit Ihren Körper) bewusster wahrnehmen und andererseits Ihrem Atem mehr Raum und Tiefe verschaffen. Am Anfang mag Ihnen diese Technik etwas gewöhnungsbedürftig erscheinen, doch auf diese Weise eröffnen Sie den Übungen eine zusätzliche Dimension: Sie sind nicht bloße Gymnastik, sondern schulen Ihre Konzentration und werden zu einer Erfahrung auf mehreren Ebenen. Atmen Sie dabei möglichst durch die Nase ein und aus, denn so wird die Luft nicht nur gefiltert, gereinigt und erwärmt, sondern die Atemphasen werden auch automatisch verlängert. Nach den Übungen entspannen Sie sich, indem Sie über die Ausatmung jegliche noch vorhandene Anspannung in Ihrem Körper auflösen und ihn wieder weich werden lassen.

Außerdem gibt es spezielle Atemübungen im Schwangerschaftsyoga, die auf die besonderen Erfordernisse dieser Lebensphase zugeschnitten sind. Sie haben sicher schon davon gehört, welchen Nutzen die richtige Atemtechnik in den verschiedenen Phasen der Geburt zur Schmerzbewältigung und zur Entspannung in den Wehenpausen entfalten kann. Um

Atmen für zwei

In der Schwangerschaft gewinnt der Atem eine zusätzliche Bedeutung, weil durch ihn gleichzeitig Ihr Baby mitversorgt wird. Parallel dazu behindert die größer werdende Gebärmutter aber immer mehr die Bewegung des Zwerchfells, was Kurzatmigkeit und Engegefühle im Brustkorb hervorrufen kann. Diesen erhöhten Anforderungen an die Atmung kann im Yoga durch Dehnungsübungen, die ein Gefühl von Weite im Brustkorb entstehen lassen, durch eine Verbesserung der Körperhaltung sowie durch Atemübungen begegnet werden, die der Ausatmung besondere Aufmerksamkeit schenken. Genießen Sie daher zur Vorbeugung oder Linderung von Beschwerden vor allem die Übungen „Die sanfte Welle" (Karte 2), „Der Kamelritt" (Karte 11), „Wahrnehmung des Standes" (Karte 17), „Die Seitbeuge" (Karte 18), „Die volle Yogaatmung" (Karte 40) und „Der Geburtsatem" (Karte 41).

diese Technik vor der Entbindung so zu verinnerlichen, dass sie „sitzt", ist es jedoch sinnvoll, sie nicht nur kurz vorher ein oder zwei Mal im Geburtsvorbereitungskurs zu praktizieren, sondern regelmäßig.

Deshalb sollten Sie besonders „Der Geburtsatem" (Karte 41) so oft wie möglich üben; dabei wird durch die Nase eingeatmet und bewusst durch den Mund wieder ausgeatmet. Die verlängerte Ausatmung wird im Yoga mit Hingabe und Loslassen assoziiert – wertvolle Eigenschaften, die die Geburt wesentlich erleichtern können. Auch das Tönen auf den offenen Vokal „A" (siehe „Tönen", Karte 43) kann das Loslassen vereinfachen, wenn das Tönen lang und tief und mit lockerem Kiefer ausgeführt wird. Denn Mundboden und Beckenboden sind reflektorisch miteinander verbunden – auf diese Weise kann sich Ihr Muttermund leichter öffnen.

Aber nicht nur bei der Geburt, sondern auch davor und danach können Atemübungen heilsame Wirkungen entfalten. Schwangerschaft und Mutterwerdung sind im Leben einer Frau ganz besondere Zeiten – Zeiten der körperlichen und auch oft der psychischen Veränderungen, Zeiten der Höhen, aber auch der Tiefen und des emotionalen Aufruhrs. Ein Kind zu bekommen, ist selbst heutzutage immer noch eine der größten Herausforderungen, denen sich eine Frau stellen kann – nicht zuletzt, weil sie bis zu diesem Zeitpunkt häufig beruflich stark eingebunden und durch die bevorstehende Mutterschaft aufgefordert ist, in einen völlig anderen Modus zu schalten. Der einen mag diese Umstellung leichter fallen als der anderen, doch die meisten (insbesondere die erstgebärenden) Mütter sind trotz aller „Warnungen" auf die komplette Umwälzung ihres bisherigen Lebens nur schlecht vorbereitet.

Dann kann es sehr hilfreich sein, sich bereits vorher regelmäßig Auszeiten genommen und geübt zu haben, die Wahrnehmung auf die eigene Atmung zu lenken und zu sich zu finden. Durch diese Konzentration kann ein meditativer Zustand erreicht werden, der sich durch eine Mischung aus Entspannung und Aufmerksamkeit auszeichnet – und für die Seele und den Geist somit eine Verschnaufpause wie auch ein Moment der Sammlung ist.

Auch in der Zeit des Wochenbetts, in der die Gefühle häufig Achterbahn fahren, und in besonders stressigen Phasen, wenn Sie sich vom Chaos der Mutterschaft regelrecht überrannt fühlen, können diese kurzen Momente nur für Sie selbst wahre Wunder bewirken. Lernen Sie, Yoga als Werkzeug zu benutzen – nicht nur, um Ihr Wohlbefinden zu erhalten, sondern auch, um Ausgeglichenheit und Gelassenheit wiederherzustellen. Nutzen Sie dabei Ihren Atem, um sich wieder zu zentrieren und neue Kraft zu schöpfen – für sich und Ihr Baby! Denn nur, wenn wir bei uns sind, können wir unsere inneren Ressourcen wahrnehmen und nutzen, von denen eine der wichtigsten während Schwangerschaft und Mutterschaft unsere Intuition ist.

Intuition

Wie Sie bereits erfahren haben, wirkt Yoga nicht nur auf der physischen Ebene, sondern auch auf den tieferen Ebenen unseres Seins. Denn durch die Verbindung von körperlicher Bewegung, Konzentration und Atmung sowie das bewusste Nachspüren beginnen Sie mit der Zeit, nicht nur körperliche, sondern auch geistige und seelische Vorgänge rascher und intensiver wahrzunehmen. Dies kann sich z. B. darin äußern, dass Sie Ihre ganz persönlichen Bedürfnisse insgesamt schneller und klarer verstehen und sie zielstrebiger umsetzen können.

Vielleicht werden Sie dabei feststellen, dass Sie die eher anspruchsvollen Standhaltungen bis zum Entbindungstermin üben können und wollen, weil Sie das Gefühl haben, dass Ihnen ihre erdende Kraft guttut. Vielleicht ist Ihnen aber auch danach, schon früher in den Ruhemodus zu schalten und eher dehnende Übungen zu genießen. All das ist in Ordnung, solange Sie sich gut dabei fühlen! Solange Sie keine der Kontraindikationen erfüllen (die jeweils auf den Karten aufgeführt sind), dürfen Sie bis zum Tag der Geburt Ihr persönliches Wohlfühlyoga praktizieren.

Spüren Sie in sich hinein, was Sie, Ihr Körper und Ihr Geist gerade brauchen, und handeln Sie danach. Für mich ist die Intuition eine der wichtigsten Qualitäten, die Frauen während ihrer Schwangerschaft (wieder) entdecken können. Die oft gesteigerte Sinneswahrnehmung und das feine Gespür für die Veränderungen des eigenen Körpers fördern diese manchmal unter den Anforderungen des Alltags verschütt gegangene Eigenschaft wieder zutage. Nun gilt es, ihr vertrauen zu lernen, damit sie Sie durch die kommenden Herausforderungen begleiten und führen kann.

Schwangerschaft und Geburt sind zutiefst natürliche Vorgänge, die in den meisten Fällen reibungslos verlaufen, weil unser Körper das nötige Wissen dafür besitzt. Schon Abermillionen Frauen vor Ihnen haben schließlich Kinder ausgetragen, geboren und aufgezogen. Leider geht

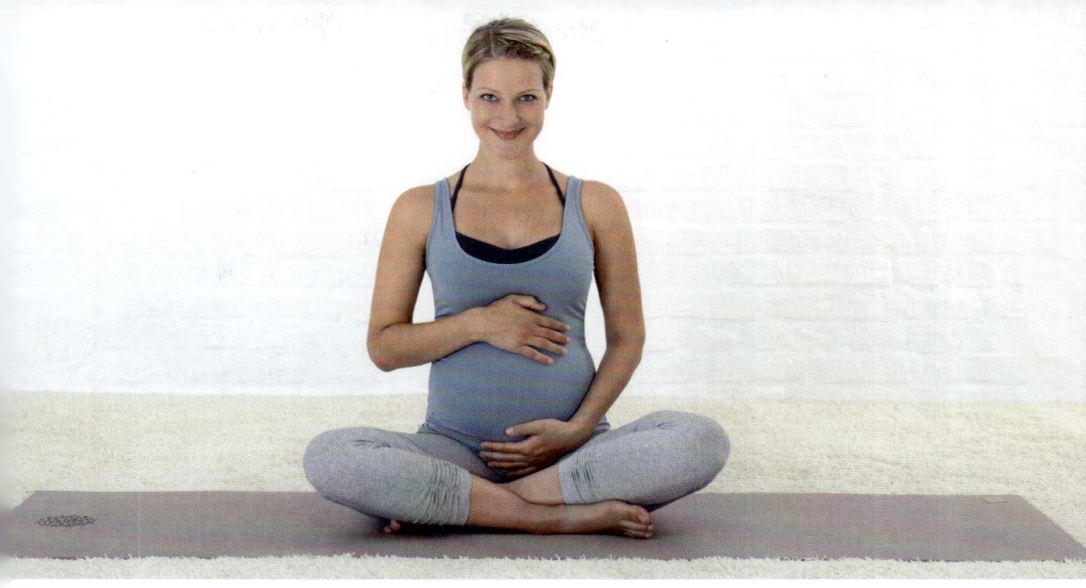

in unserer überkontrollierten, technisierten Welt das Vertrauen in diese Fähigkeiten immer mehr verloren, und Schwangerschaft wird zunehmend zu einem Zustand, der ständig überwacht und vermessen werden muss.

Verstehen Sie mich nicht falsch: Auf keinen Fall will ich Sie an dieser Stelle dazu überreden, die notwendigen Vorsorgeuntersuchungen während der Schwangerschaft nicht wahrzunehmen. Sie sind nützlich und notwendig, um eventuelle Probleme rechtzeitig zu erkennen und Gegenmaßnahmen treffen zu können. Aber ich möchte Sie dazu ermuntern, nicht nur den permanenten Befürchtungen und Einflüsterungen der Umwelt Aufmerksamkeit zu schenken, sondern auch den eigenen Gefühlen Raum zu geben und sich von ihnen leiten zu lassen.

Yoga kann Ihnen dabei hilfreich zur Seite stehen. Denn die sich entwickelnde Körperwahrnehmung durch das Üben der Koordination von Bewegung und Atmung versetzt Sie in die Lage, die Bedürfnisse Ihres Körpers trotz der ständig stattfindenden Veränderungen immer besser erkennen und erfüllen zu können. Auf diese Weise wird Ihr Vertrauen in Ihren Körper und den Prozess der Schwangerschaft gefördert – und Sie werden auch der Geburt gelassener entgegensehen. Denn je besser Sie Ihren Körper kennen, desto leichter wird es Ihnen sogar während dieses Ausnahmezustandes fallen zu spüren, was er braucht und welche Gebärposition für Sie die beste sein könnte. Dieses Wissen kann die Geburt Ihres Kindes entscheidend beschleunigen.

Ein weiteres wichtiges Hilfsmittel, um mit Ihrer Intuition in Kontakt zu treten, ist die Meditation. Über die Jahrtausende haben sich im Yoga die unterschiedlichsten Techniken entwickelt, um das „Zurruhekommen der kreisenden Gedanken" (wie es in einem der Grundlagentexte heißt) zu erreichen. Dazu wurden Konzentrationsübungen konzipiert, die die Aufmerksamkeit des Geistes auf einen Gegenstand, einen Laut oder den Fluss des Atems lenken, um schließlich in der Meditation auch diese Aktivität aufzulösen und in ein allumfassendes Loslassen zu transformieren.

Im Schwangerschaftsyoga werden ebenfalls sowohl Konzentrations- als auch Meditationstechniken praktiziert. Ziel ist auch hier, den Geist zu beruhigen und dadurch vollständig in der Gegenwart anzukommen, d. h. im Hier und Jetzt ohne ständige Ausflüge in Vergangenheit oder Zukunft, um sich von der Macht der permanent plappernden Gedanken zu befreien und dadurch mehr innere Freiheit zu erlangen.

Ich weiß aus eigener Erfahrung, wie schwer es ist, vor der Geburt eines Kindes (ob es nun das erste, das zweite oder gar dritte ist) alle Befürchtungen und Sorgen, aber auch die unablässige innere Beschäftigung mit den noch zu erledigenden Dingen und Besorgungen einmal zur Seite zu schieben. Man hat ständig Angst, etwas übersehen oder nicht bedacht zu haben. Doch es ist absolut notwendig, zwischendurch Abstand von seinem inneren Gedankenkarussell zu nehmen, um sich nicht von ihm überwältigen zu lassen und wahrzunehmen, dass es auch möglich ist, sich selbst jenseits der Aktivitäten des Geistes zu erleben. Indem Sie in der Meditation die Position des Beobachters einnehmen, erkennen Sie, dass wir nicht unsere Gedanken sind, sondern dass es auch Bereiche in uns gibt, in denen Stille herrscht, eine tiefe Ruhe, die unseren eigentlichen Wesenskern ausmacht, mit dem wir uns nur wieder verbinden müssen. Dadurch werden vielleicht Gefühle und Kräfte in Ihnen auftauchen, die Sie längst vergessen glaubten, und Sie kommen wieder in Kontakt mit einer Weisheit, die jenseits Ihres Intellekts existiert – mit Ihrer Intuition. Diese kann Ihnen natürlich nicht nur während Ihrer Schwangerschaft und des Geburtsprozesses, sondern auch später im Umgang mit Ihrem Baby ein wertvoller Ratgeber sein, indem sie Ihnen eingibt, was Ihr Kind braucht.

Regelmäßige Meditation ermöglicht es Ihnen somit, seltener zum Spielball Ihrer Gedanken oder Gefühle zu werden und dadurch auch in Ihrem Alltag immer stärker in sich zu ruhen und mehr Vertrauen in sich selbst, Gelassenheit und Zuversicht zu verspüren – Eigenschaften, die Sie im manchmal turbulenten Alltag mit Ihrem Baby sicher brauchen werden.

Ihre ganz persönliche Yogastunde

Vorbemerkungen

Das vorliegende Kartenset soll es Ihnen ermöglichen, sich Ihre persönliche Yogastunde individuell und flexibel je nach Ihren Bedürfnissen, Ihrer Tagesform und Ihrem Zeitbudget selbst zusammenzustellen. Wenn Sie noch Anfängerin sind und erst in Ihrer Schwangerschaft Lust auf Yoga bekommen haben, brauchen Sie hierzu am Anfang wahrscheinlich noch ein wenig Hilfestellung. Kein Problem: Orientieren Sie sich in diesem Fall einfach an den vorgeschlagenen Übungsprogrammen. Sie werden bald ein Gespür dafür entwickeln, worauf Sie sich konzentrieren möchten bzw. wie die von Ihnen ausgewählten Übungen in eine sinnvolle Reihenfolge zu bringen sind.

Diese eigenmächtige Gestaltung ist keine Hexerei, da Yogastunden einer bestimmten, in sich schlüssigen und sich an den Bedürfnissen des Körpers und des Geistes orientierenden Logik folgen. Wir beginnen mit einer Art Einstimmung, z. B. einer Konzentrationsübung, damit sich Körper und Geist auf das Kommende einstellen können. Darauf folgen sanfte, aufwärmende Körperübungen, später gegebenenfalls die anspruchsvolleren Haltungen, um gegen Ende der Übungseinheit die Atemübungen und die Entspannung zu genießen. Da im Schwangerschaftsyoga sehr sanft geübt wird, sind regelmäßige Pausen und Nachspürphasen essenziell. Auf diesen Ablauf und die Planung Ihrer Yogastunde werde ich später noch einmal ausführlicher eingehen.

Wenn Sie bereits yogaerfahren sind, ist Ihnen diese grundsätzliche Abfolge sicher schon bekannt, und Sie möchten am liebsten gleich loslegen. Ich möchte Sie trotzdem bitten, zunächst weiterzulesen, um sich mit den Besonderheiten des Übens in der Schwangerschaft vertraut zu machen. Vielleicht lassen Sie sich ja trotz Ihrer langen Übungspraxis noch von den vorgeschlagenen Programmen inspirieren?

Die Gestaltung Ihrer Yogastunde

Was Sie grundsätzlich beachten sollten

Die Vorzüge und Wirkungen des Yoga stellen sich bereits nach jeder einzelnen Stunde ein, sind jedoch durch regelmäßige Praxis noch deutlich zu erhöhen. Deshalb ist es sinnvoll, sich bewusst Zeit dafür zu nehmen und Yoga zu einem festen Bestandteil des eigenen Alltags werden zu lassen. Dabei gilt die Faustregel: Lieber dreimal in der Woche 20 Minuten als nur einmal eine Stunde üben! Von einem solchen Rhythmus profitieren nicht nur Muskeln und Gelenke, sondern durch häufige Wiederholung lernen Körper und Geist auch am besten, sich mittels bestimmter Signale auf Entspannung und Loslassen zu polen.

Wenn Ihnen eine solche Regelmäßigkeit durch Ihre Alltagsumstände nicht möglich ist, setzen Sie sich nicht unter Druck, sondern üben Sie einfach dann, wenn Sie Zeit und Muße dafür finden. Manche Dinge müssen sich erst entwickeln, und vielleicht stellen Sie erst nach einer gewissen Zeit fest, dass Sie auf andere Gewohnheiten verzichten und stattdessen lieber Yoga genießen möchten.

Um aus Ihrer Yogapraxis ein festes Ritual zu machen, kann es hilfreich sein, sich einen bestimmten Ort in Ihren Wohnräumen dafür herzurichten. Dieser Platz sollte gut zu belüften, aber nicht zugig sein und Ihnen Konzentration und Wohlbefinden ermöglichen. Vielleicht möchten Sie Ihren Yogaplatz besonders gestalten, indem Sie eine Kerze aufstellen oder frische Blumen. Alles, was Ihnen guttut und Ihnen hilft, Ihre Yogastunde zu Ihrer ganz persönlichen Wohlfühlzeit zu machen, ist erlaubt. Zelebrieren Sie diese Momente für sich, und sie werden Ihnen und Ihrem Baby zugutekommen. An diesem Ort sollten Sie auch Ihre Yogaausrüstung lagern, sodass Sie rasch Zugriff darauf haben.

Um Ihre Yogastunde so effektiv und genussvoll wie möglich zu gestalten, beherzigen Sie bitte die folgenden grundsätzlichen Hinweise:
- Sorgen Sie vor der Stunde für Ungestörtheit und Ruhe, um wirklich konzentriert üben zu können. Stellen Sie Telefon und Handy ab und informieren Sie gegebenenfalls Ihre Familienmitglieder über die Dauer Ihrer Übungseinheit.

Was Sie zum Üben brauchen

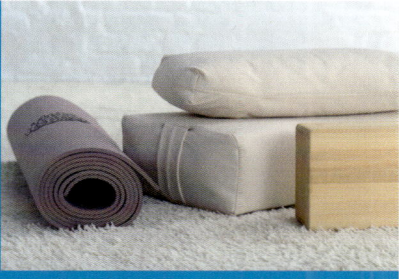

- Eine rutschfeste Yogamatte: Falls Sie bereits eine dicke Gymnastikmatte zu Hause haben, benutzen Sie diese. In diesem Fall sollten Sie die Standhaltungen jedoch auf dem bloßen Fußboden durchführen, um einen besseren Halt zu haben.
- Zwei Yogablöcke zur Unterstützung in manchen Positionen oder als Sitzunterlage.
- Mehrere feste Kissen, aber mindestens ein kleines und ein großes.
- Eine warme, kuschelige Decke.
- Bequeme Kleidung, die Sie weder einengt noch behindert, sowie warme Socken für die Meditationsübungen und die Entspannung. Ansonsten üben Sie bitte barfuß, falls Sie nicht zu kalten Füßen neigen.

- Essen Sie vor der Yogastunde möglichst nichts oder nur sehr wenig. Während der Stunde dürfen Sie jedoch gern nach Bedarf zwischendurch etwas trinken, am besten stilles Wasser.
- Sorgen Sie für frische Luft und atmen Sie während der Übungen tief und ruhig, um sich und Ihr Baby optimal mit Sauerstoff zu versorgen. Falls Sie bemerken, dass die für die jeweilige Übung angegebene Atemtechnik für Sie nicht passt, lassen Sie Ihren Atem bitte einfach frei fließen.
- Lassen Sie den Atem durch die Nase ein- und ausströmen. Dadurch wird die Luft gefiltert, gereinigt und erwärmt, die Atemphasen werden automatisch betonter und länger. Sollte Ihre Nase verstopft sein, gehen Sie zur Mundatmung über.
- Führen Sie die Übungen sanft und bewusst aus. Bedenken Sie, dass das Verletzungsrisiko in der Schwangerschaft infolge der hormonellen Aufweichung von Bändern und Sehnen höher ist.
- Respektieren Sie Ihre Grenzen und überschreiten Sie sie während Ihrer Schwangerschaft nicht. Wenn Sie Spannungen im Bauch verspüren, Ihre Atmung zu angestrengt wird oder Sie sich anderweitig in einer Haltung nicht wohlfühlen sollten, lösen Sie diese bitte vorzeitig auf und pausieren Sie, bevor Sie Ihre Übungen fortsetzen.

- Gestalten Sie die Übergänge von einer Position in die andere bewusst, indem Sie sie langsam und sorgfältig ausführen, um Verletzungen zu vermeiden (ausführliche Hinweise hierzu finden Sie im Exkurs „Übergänge" auf S. 26/27).
- Lockern Sie regelmäßig Ihre Gelenke und Muskeln: Schütteln Sie z. B. nach mehreren Übungen im Vierfüßlerstand die Handgelenke locker aus oder nach längerem Sitzen oder Stehen die Beine, um die Durchblutung wieder anzuregen und die Muskulatur zu entspannen.
- Spüren Sie nach jeder Übung nach und entspannen Sie sich vollständig, indem Sie mit geschlossenen Augen tief ein- und ausatmen und mit jeder Ausatmung jegliche Anspannung in Körper und Geist loslassen. Stellen Sie sich vor, diese Pausen seien „Wehenpausen", in denen Sie neue Kraft sammeln können. Bei manchen Übungen dienen die angegebenen Nachspürpositionen auch als Ausgleich für die beanspruchte Muskulatur.
- Und nicht zuletzt: Genießen Sie es! Die Zeit des Übens gehört nur Ihnen und Ihrem Baby.

Wie Sie Ihre Yogastunde aufbauen

Vor der Gestaltung Ihrer Yogastunde sollten Sie klären, wie viel Zeit Sie dafür einräumen wollen und können. Denn es ist in jedem Fall sinnvoller, den bereits grob geschilderten Ablauf einzuhalten und die Übungen entsprechend auszuwählen, als im Fall einer kurzen Übungseinheit einfach die Entspannung wegzulassen, die die erfahrenen Wirkungen der Übungen ja erst in Körper und Geist verankern soll.

Zu empfehlen ist eine Gesamtübungsdauer von 20 bis 90 Minuten. Als grobe Faustregel gilt, für jede Körperübung ca. zwei bis drei Minuten einzuplanen und danach ca. eine Minute Nachspürphase. Bitte beachten Sie, dass diese Nachspürphase genauso wichtig ist wie die Ausführung der Übung selbst, da sie sowohl der Entspannung und Regeneration der beanspruchten Muskulatur als auch Körper und Geist zur Aufnahme der empfangenen Informationen dient. Atem- und Meditationsübungen können Sie gern bis zu fünf Minuten praktizieren, während die Entspannung bei kürzerer Übungszeit mindestens acht Minuten dauern sollte, ansonsten zehn bis 20 Minuten. Vorschläge und Inspirationen für mögliche 25- oder 45-Minuten-Programme sowie Programme für spezielle Bedürfnisse

Die Grundpositionen

Die Sitzpositionen

Der Sitz sollte immer bequem und aufrecht sein und die Wirbelsäule sich in ihrer natürlichen S-Form befinden. Falls sich Ihr Rücken rundet, legen Sie unter Ihr Gesäß bitte ein Kissen, eine Decke oder einen Block. Das Brustbein ist leicht angehoben und der Nacken lang, die Schulterblätter sind nach hinten und unten abgesenkt und ziehen diagonal Richtung Kreuzbein. Die Hände liegen entspannt auf den Oberschenkeln oder den Knien. Die unterschiedlichen Sitzpositionen sind:

▸ **Der Schneidersitz:** Die Beine sind überkreuzt, die Knie entspannt (ansonsten verwenden Sie bitte eine Unterlage). Das Gewicht ist gleichmäßig auf den Sitzbeinhöckern verteilt (die Sitzbeinhöcker sind am besten zu spüren, wenn man im Schneidersitz die Hände unter das Gesäß schiebt und die dort vortretenden Knochen ertastet).
▸ **Der Fersensitz:** Das Gesäß liegt auf den Fersen auf, die Fußrücken ruhen auf dem Boden, die Zehen zeigen nach hinten.
▸ **Der Langsitz:** Die Beine sind lang nach vorn ausgestreckt.

Die Standpositionen

Die Füße sind so ausgerichtet, dass die (gedachten) Verbindungslinien vom Mittelpunkt der Fußgelenke bis zwischen den zweiten und dritten Zeh parallel verlaufen. Das Gewicht ist gleichmäßig auf die Ballen der großen und der kleinen Zehen sowie auf die inneren und die äußeren Fersen verteilt. Die Knie sind „weich", d. h. leicht gebeugt, das Becken ist aufgerichtet. Der Rücken befindet sich in seiner natürlichen S-Form (falls Sie bei fortgeschrittener Schwangerschaft zu sehr ins Hohlkreuz geraten, rollen Sie bitte das Steißbein leicht ein). Das Brustbein ist leicht angehoben. Die Schultern befinden

Schneidersitz *Fersensitz* *Langsitz*

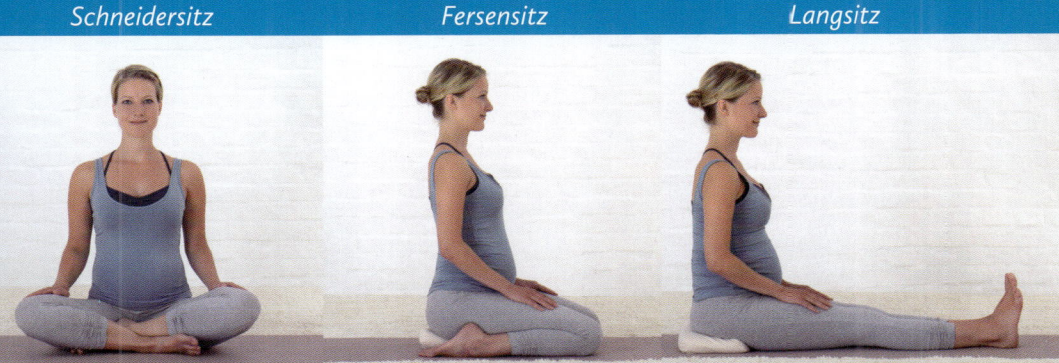

Stand *Grätsche* *leichte Grätsche*

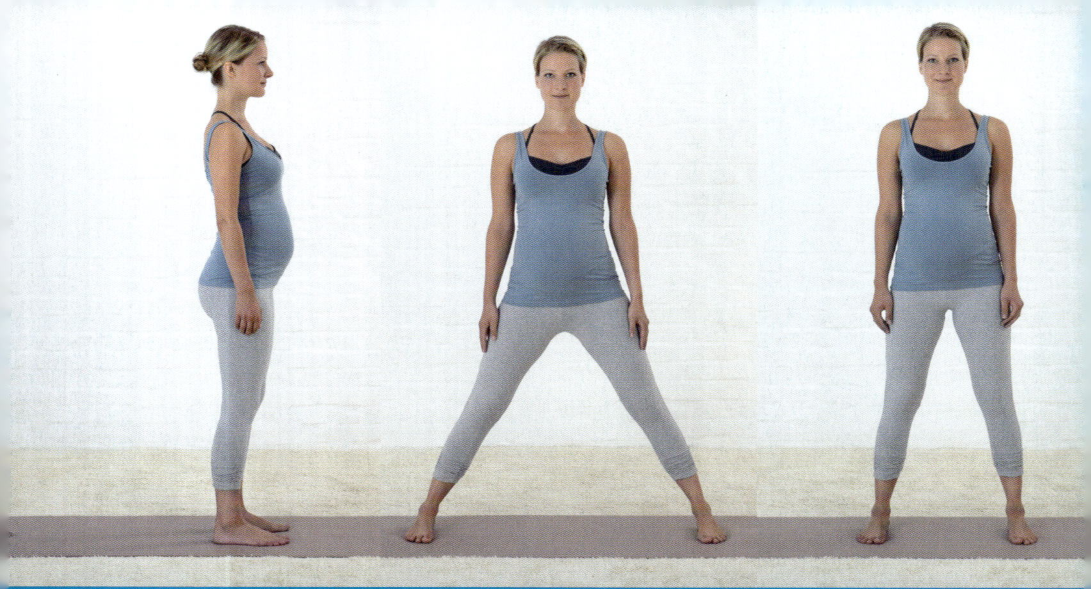

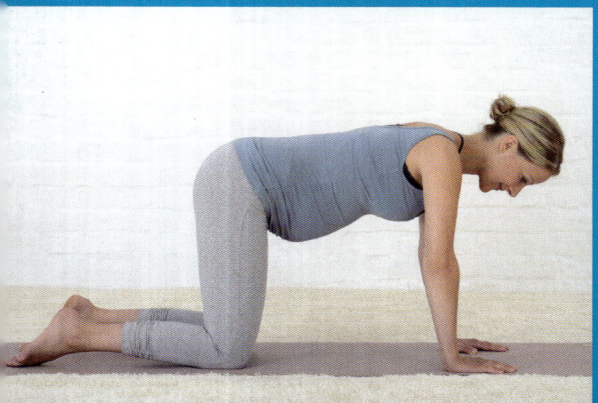

sich senkrecht über dem Becken, die Schulterblätter sind nach hinten und unten abgesenkt und ziehen diagonal Richtung Kreuzbein. Die Arme hängen locker neben dem Körper, die Handflächen sind zum Körper gerichtet. Der Nacken ist lang, der Kopf sitzt entspannt auf der Halswirbelsäule, als befände sich am Scheitelpunkt ein Faden, der Sie sanft in die Länge zieht. Der Blick geht ruhig geradeaus. Die unterschiedlichen Standpositionen sind:

- **Der Stand:** Die Füße sind hüftgelenksbreit aufgestellt, d. h. zwischen die Ballen Ihrer großen Zehen passt eine Faust. Im fortgeschrittenen Stadium der Schwangerschaft dürfen Sie die Füße auch gern etwas breiter aufstellen, falls sich dadurch Ihre Stabilität verbessert.
- **Die Grätsche:** Der Abstand zwischen den Füßen beträgt eine Beinlänge. In der **leichten Grätsche** stehen die Füße in einem Abstand von ca. 60 Zentimeter voneinander entfernt.

Der Vierfüßlerstand

Die Handgelenke befinden sich unter den Schultergelenken und die Knie unter den Hüftgelenken. Der Rücken ist lang, der Nacken befindet sich in Verlängerung zur Wirbelsäule, der Blick geht zum Boden. Die Schultern ziehen diagonal Richtung Kreuzbein. Die

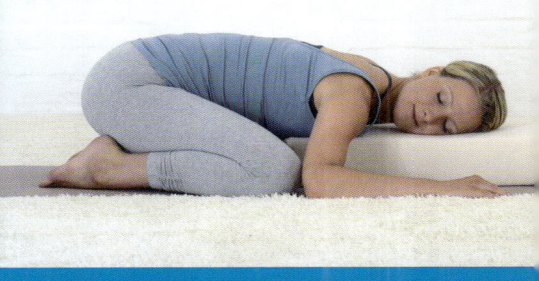

Ellenbogen sind ganz leicht gebeugt und nach außen gedreht. Die Finger sind gespreizt und haben vollen Kontakt zum Boden.

Die Kindposition

Das Gesäß ruht auf den Fersen, die Knie sind (je nach dem Stadium Ihrer Schwangerschaft) weit geöffnet, sodass der Bauch gut Platz hat. Die Stirn liegt auf dem Boden auf oder auf den übereinander platzierten Händen. Wenn Sie es bequemer haben möchten, können Oberkörper und Kopf auch auf einem großen Kissen ruhen (in diesem Fall kann der Kopf auch zur Seite gedreht werden). Die Arme sind nach vorn ausgestreckt oder liegen seitlich neben dem Körper, die Handflächen zeigen im letzteren Fall zur Decke. Diese Stellung sollten Sie immer wieder dem jeweiligen Stadium Ihrer Schwangerschaft anpassen und so bequem wie möglich gestalten, da sie sehr häufig eine Nachspürposition nach den Körperübungen darstellt.

Die Seitlage

Die Beine liegen zur Stabilisierung angewinkelt aufeinander. Der Rücken befindet sich in seiner natürlichen S-Form, der Kopf liegt mit langem Nacken auf dem unteren Arm auf. Die Hand des oberen Armes ist zur Stabilisierung vor dem Körper aufgestützt (nehmen Sie diese Stellung als Variante zum Nachspüren ein, falls sich die Kindposition für Sie nicht mehr angenehm anfühlt). Die Seitlage wird übrigens auch in der Entspannungsphase eingenommen, da die Rückenlage in der Schwangerschaft vermieden werden sollte, um dem Vena-cava-Kompressionssyndrom vorzubeugen. In der Entspannungshaltung ist das untere Bein lang am Boden ausgestreckt und das gebeugte obere Bein mit einem großen festen Kissen unterlagert, um mehr Platz für den Bauch zu schaffen. Der Kopf liegt mit geradem Nacken auf einem kleinen Kissen. Sie können sich mit einer warmen Decke zudecken.

Seitlage

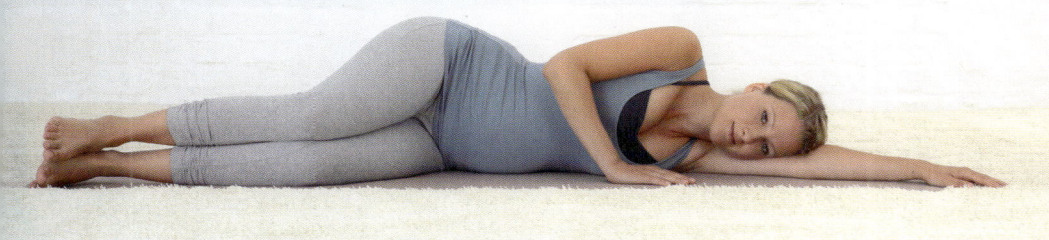

finden Sie im Kapitel „Übungsprogramme" ausführlich dargestellt. Außerdem finden Sie im Set die Zusatzkarten A und B, die Ihnen eine Übersicht über die 50 Übungskarten sowie über mögliche Stundenabläufe bieten und Ihnen für Ihre eigene Planung nützlich sein können.

Kommen wir nun zum Ablauf einer Yogastunde: Zu Beginn ist es wichtig, Körper und Geist auf die Übungseinheit einzustimmen. Das kann durch eine kurze Meditation (siehe z. B. die grünen Karten 45, 46 oder 47), eine zentrierende Atemübung (siehe z. B. die blauen Karten 39 oder 40)

Übergänge

Die Übergänge zwischen den einzelnen Positionen sollten im Hinblick auf die Lockerung der Sehnen und Bänder in der Schwangerschaft sehr sorgfältig gestaltet werden. Mogeln Sie sich nicht einfach nach oben oder nach unten oder von hier nach da, sondern üben Sie die unten stehenden Schritte, bis sie Ihnen in Fleisch und Blut übergegangen sind. Praktizieren Sie sie dann auch in Ihrem Alltag – Ihr Rücken und Ihre Gelenke werden es Ihnen danken!

▶ **Fersensitz → Stand:** Kommen Sie aus dem Fersensitz in den Kniestand und stellen Sie die Zehen auf. Stellen Sie dann ein Bein vor dem Körper auf, stützen Sie sich mit beiden Händen auf dem aufgestellten Oberschenkel ab, verlagern Sie Ihr Körpergewicht nach vorn und kommen Sie in den Stand.

▶ **Stand → Vierfüßlerstand oder Fersensitz:** Beugen Sie Ihre Knie so weit, dass Sie in die Hocke kommen und Ihre Hände auf dem Boden absetzen können. „Laufen" Sie dann mit den Händen nach vorn, beugen Sie gleichzeitig weiter Ihre Knie und setzen Sie sie schließlich auf dem Boden auf. Nun sind Sie im Vierfüßlerstand. Hier können Sie entweder weitere Übungen praktizieren oder das Gesäß auf die Fersen verlagern und so in den Fersensitz wechseln.

▶ **Grätsche → Stand:** Schieben Sie Ihre Füße in kleinen Bewegungen aufeinander zu, erst die Fersen, dann die Fußspitzen, wieder die Fersen, dann die Fußspitzen und so fort, bis Sie hüftgelenksbreit stehen. Wenn Ihr Oberkörper bisher vorgebeugt war, winkeln Sie nun die Knie stark an und legen Sie die Hände auf die Oberschenkel. Stemmen Sie sich einatmend mit langem Rücken langsam nach oben (falls

oder eine eher aufwärmende, sanfte Körperübung (siehe z. B. die orange-farbenen Karten 1, 2 oder 3) geschehen. Am Anfang mag es Ihnen vielleicht noch Schwierigkeiten bereiten, auf diese Weise aus Ihrem Alltag herauszutreten und auf Ruhe zu schalten, doch das wird Ihnen mit zunehmender Praxis immer leichter fallen.

Schließen Sie nun eine Auswahl der sanften Körperübungen (orange-farbene Karten) an, in denen Sie Bewegung und Atmung koordinieren und dadurch immer mehr in Ihrem Körper ankommen. Da viele Schwangere

Sie dabei ins Hohlkreuz geraten, rollen Sie bitte das Steißbein leicht ein). Am Anfang Ihrer Schwangerschaft können Sie sich wahlweise abgestützt auch Wirbel für Wirbel nach oben rollen.

▸ **Berg → Stand:** „Laufen" Sie einatmend mit den Händen zu den Füßen, beugen Sie ausatmend die Knie und legen Sie die Hände auf die Oberschenkel. Stemmen oder rollen Sie sich einatmend nach oben (siehe Grätsche → Stand).

▸ **Vierfüßlerstand → Stand:** Bringen Sie den rechten Fuß in einen Ausfallschritt, indem Sie ihn in einem weiten Bogen über außen führen und dann neben der rechten Hand aufsetzen. Stellen Sie die Zehen des hinteren Fußes auf, stützen Sie sich mit beiden Händen auf dem vorderen Oberschenkel ab, verlagern Sie Ihr Körpergewicht nach vorn und kommen Sie in den Stand.

▸ **Vierfüßlerstand → Kindposition:** Nehmen Sie die Knie breiter, um Platz für Ihren Bauch zu schaffen, und lassen Sie das Gesäß auf die Fersen sinken.

▸ **Kindposition → Fersensitz:** Setzen Sie beide Hände auf den Oberschenkeln auf und stemmen oder rollen Sie sich einatmend langsam nach oben.

▸ **Vierfüßlerstand oder Fersensitz → Seitlage:** Setzen Sie Ihr Gesäß neben den Fersen ab, stützen Sie sich mit beiden Händen auf dem Boden auf und legen Sie sich seitlich ab.

▸ **Seitlage → auf die andere Seite:** Kommen Sie von einer auf die andere Seite, indem Sie sich sanft über den Rücken rollen.

▸ **Seitlage → zum Sitzen:** Stützen Sie sich mit der oberen Hand vor dem Körper ab und stemmen Sie sich behutsam nach oben.

zu Durchblutungsstörungen neigen, achten Sie bei der Anordnung der Übungen darauf, dass Sie nicht zu lange in einer Stellung verharren, d. h. wechseln Sie z. B. nach zwei oder drei Übungen im Sitzen zum Vierfüßler-stand oder zum Stand oder umgekehrt.

In welcher Ausgangsposition Sie beginnen, können Sie jede Stunde neu bestimmen. Gestalten Sie Ihre Stunden immer wieder anders und orientieren Sie sich dabei an Ihrer jeweiligen Tagesform oder ganz einfach an Ihren Bedürfnissen.

Grundsätzlich sind die Übungen in Gruppen zusammengefasst, die jeweils eine gemeinsame Ausgangsposition haben, und so sortiert, dass in jeder Gruppe eher aufwärmende Übungen am Anfang und eher speziellere gegen Ende zu finden sind. Wenn Sie sich z. B. die Übungen ansehen, deren Ausgangsposition der Vierfüßlerstand ist, kann man „Die sanfte Welle" (Karte 2) als aufwärmende und „Die gedrehte Katze" (Karte 9) als speziellere Übung ansehen. Wenn Sie sich aus einer der Gruppen mehrere Übungen ausgesucht haben, üben Sie diese deshalb bitte möglichst in der numerischen Reihenfolge.

Was tun bei Beschwerden?

Bitte lesen Sie die jeweils auf den Karten angegebenen Kontraindikationen sorgfältig und richten Sie sich danach. Grundsätzlich sind alle (!) vorgeschlagenen Übungen für alle drei Trimester geeignet, doch jede Schwangerschaft (und jede Frau) ist bekanntlich anders. Bestimmte Beschwerden könnten sich verschlimmern, wenn Sie eine in dieser Situation ungeeignete Übung ausführen. Im Zweifelsfall sprechen Sie daher bitte mit Ihrem Arzt, bevor Sie mit Yoga beginnen.

Hier nun eine Übersicht möglicher Schwangerschaftsbeschwerden und die entsprechenden Vorsichtsmaßregeln bzw. Modifizierungen mancher Übungen (ausführlichere Hinweise finden Sie auch auf den jeweiligen Karten):

- **Karpaltunnelsyndrom:** Praktizieren Sie die Übungen im Vierfüßler-stand mit aufgestellten Fäusten oder nehmen Sie die Blöcke zu Hilfe, um die Handgelenke zu entlasten. Legen Sie dazu die Blöcke flach und quer auf den Boden. Platzieren Sie die Handflächen auf der Oberseite und umschließen Sie die vordere Kante mit den Fingern.

Weiter ist es sinnvoll, innerhalb jeder Übungseinheit die Wirbelsäule in alle möglichen Richtungen zu bewegen, d. h. sie nach vorn und zur Seite zu beugen, zu strecken und zu drehen, da dies die Muskulatur am ausgewogensten stärkt und die Ernährung der Bandscheiben am besten fördert. Versuchen Sie deshalb, Ihre Übungen insgesamt auch dahingehend auszuwählen, dass all diese Bewegungsrichtungen einbezogen werden.

Falls Sie nach den sanften Übungen Lust auf Kräftigung haben, gehen Sie zu einer Sequenz aus den anspruchsvollen Körperübungen (rote Karten) über. Wie bereits mehrfach erwähnt, sollten während der Schwangerschaft die eigenen Grenzen jedoch stets respektiert werden. Falls Sie während der Körperübungen merken, dass Sie eine längere Regenerationsphase zwischendurch benötigen, können Sie jederzeit eine kurze Entspannung, eine Meditations- oder Atemübung einbauen. Lassen Sie sich von Ihren eigenen Bedürfnissen leiten, falsch machen können Sie dabei nichts!

Wenn Sie einige der anspruchsvollen Übungen praktiziert und noch genügend Zeit haben, können Sie zur Entspannung und Dehnung Ihrer Muskulatur noch ein oder zwei sanfte Übungen (orangefarbene Karten)

- **Bluthochdruck, Schwindelanfälle, Übelkeit:** Praktizieren Sie vor allem Übungen im Sitzen und lassen Sie die Augen offen.
- **Sodbrennen:** Vermeiden Sie Haltungen, bei denen der Kopf tiefer als der Oberkörper ist, z. B. „Die Vorbeuge" (Karte 26) oder „Der Berg" (Karte 30).
- **Symphysenschmerzen, Dehnungsschmerzen in den Mutterbändern:** Vermeiden Sie Übungen im Ausfallschritt, in der Grätsche oder im Schneidersitz und praktizieren Sie stattdessen gegebenenfalls die angegebenen Variationen.
- **Ödeme, Krampfadern:** Üben Sie die Standhaltungen eher dynamisch als statisch, d. h. halten Sie sie nur kurz und schütteln Sie danach kräftig die Beine aus bzw. praktizieren Sie „Die Venenpumpe" (Karte 13). Vermeiden Sie den Fersensitz und die Kindposition.
- **Beckenendlage:** Üben Sie nach der 34. Woche nicht mehr „Die tiefe Hocke" (Karte 27), sondern praktizieren Sie „Die Brücke" (Karte 29), um eine Drehung des Kindes zu unterstützen.

anschließen, ehe Sie zu den Atemübungen (blaue Karten) übergehen, zu „Entspannung im Liegen" (Karte 50) und eventuell einer die Stunde abrundenden Meditation (grüne Karten) oder einer weiteren Atemübung.

Die beschriebene Reihenfolge hat sich im Verlauf der Jahrtausende, in denen sich Yoga entwickelt hat, als sinnvoll herausgestellt, da Körper und Geist durch die Koordination von Bewegung und Atmung in den Körperübungen zunehmend aufeinander eingestimmt und dadurch sozusagen auf die feinstofflicheren Erfahrungen der Atem- und Meditationsübungen vorbereitet werden. Die Entspannung am Schluss dient, wie bereits erwähnt, der Regeneration und Informationsaufnahme.

Die Karten

Kommen wir nun zu den Karten selbst: Auf der Vorderseite jeder Karte finden Sie Fotos, die den Übungsablauf illustrieren, und eine ausführliche Beschreibung der einzelnen Schritte. Auf der Rückseite sind die Wirkungen der Übung, die Kontraindikationen, mögliche Variationen und weitere Hinweise näher erläutert.

Jede Karte trägt zur besseren Orientierung eine Nummer; über ihre Farbe ist sie den verschiedenen Übungsgruppen zugeordnet:
• Sanfte Körperübungen – orangefarbene Karten
• Anspruchsvolle Körperübungen – rote Karten
• Atemübungen – blaue Karten
• Meditation & Entspannung – grüne Karten

Manche Karten sind außerdem mit einem Sternchen ★ gekennzeichnet – das bedeutet, dass Sie diese Übungen besonders regelmäßig praktizieren sollten, da sie entweder allgemeinen Schwangerschaftsbeschwerden entgegenwirken oder speziell der Geburtsvorbereitung dienen. Darunter fallen z. B. bestimmte Atemübungen oder Übungen, die das Becken oder den Beckenboden für die Anforderungen der Geburt fit machen.

Nachdem Sie die Übungen für Ihre Yogastunde ausgewählt haben, bringen Sie sie nach den erwähnten Kriterien in eine sinnvolle Reihenfolge und legen Sie sie mit der Vorderseite nach oben zu einem Stapel aufeinander.

Sie sehen – sich selbst eine Yogastunde zusammenzustellen, ist wahrscheinlich einfacher, als Sie zunächst gedacht haben!

Übungsprogramme

Die vorgeschlagenen Programme sind in eher sanfte und eher anspruchsvolle aufgeteilt. Außerdem weisen sie immer eine Tendenz auf, dass sie
schwerpunktmäßig am Boden oder im Stehen stattfinden. Dies soll nur
der Vereinfachung halber als grobe Orientierung für Sie dienen.

Die in den Tabellen angegebene Dauer der Übungen können Sie natürlich gern ausdehnen. Zusätzlich ist die Nachspürzeit angegeben, und zwar
„+ 1" (Minute).

Programmvorschläge für ca. 25 Minuten

Sanft (vor allem am Boden)

Dauer (in Minuten)	Karte
2	45: Bei sich ankommen
2 + 1	10: Entspannte Schultern
3 + 1	2: Die sanfte Welle
2 + 1	3: Das Becken kreisen lassen
3 + 1	18: Die Seitbeuge
3 + 1	19: Dynamische Grätsche
8	50: Entspannung im Liegen

Sanft und meditativ (vor allem am Boden)

Dauer (in Minuten)	Karte
3	40: Die volle Yogaatmung
2 + 1	11: Der Kamelritt
2 + 1	8: Den Morgen begrüßen
2 + 1	9: Die gedrehte Katze
3 + 1	12: Den Beckenboden spüren
3 + 1	29: Die Brücke
8	50: Entspannung im Liegen

Sanft (vor allem im Stehen)

Dauer (in Minuten)	Karte
2	39: Den Atem kennenlernen
2 + 1	20: Die Göttin
3 + 1	21: Der Tänzer
2 + 1	25: Drehung im Stand
3 + 1	14: Der Drehsitz
3 + 1	15: Der Winkel
8	50: Entspannung im Liegen

Anspruchsvoll (vor allem am Boden)

Dauer (in Minuten)	Karte
2	40: Die volle Yogaatmung
2 + 1	2: Die sanfte Welle
3 + 1	30: Der Berg
2 + 1	31: Die sich verbeugende Katze
2 + 1	32: Die balancierende Katze
3 + 1	36: Das Dreieck
8	50: Entspannung im Liegen

Anspruchsvoll (vor allem im Stehen)

Dauer (in Minuten)	Karte
2	17: Wahrnehmung des Standes
2 + 1	18: Die Seitbeuge
3 + 1	34: Der Sonnengruß
3 + 1	35: Kriegervariationen
2 + 1	21: Der Tänzer
3 + 1	13: Die Venenpumpe
8	50: Entspannung im Liegen

Programmvorschläge für ca. 45 Minuten

Sanft (vor allem am Boden)

Dauer (in Minuten)	Karte
2	45: Bei sich ankommen
2 + 1	10: Entspannte Schultern
2 + 1	2: Die sanfte Welle
3 + 1	4: Die Windmühle
2 + 1	8: Den Morgen begrüßen
3 + 1	18: Die Seitbeuge
2 + 1	19: Dynamische Grätsche
3 + 1	24: Die Schultern dehnen
2 + 1	14: Der Drehsitz
3 + 1	16: Der Schmetterling
2 + 1	28: Die sich öffnende Muschel
10	50: Entspannung im Liegen

Sanft und meditativ (vor allem am Boden)

Dauer (in Minuten)	Karte
2	39: Den Atem kennenlernen
2 + 1	46: Sich verwurzeln
2 + 1	11: Der Kamelritt
3 + 1	2: Die sanfte Welle
2 + 1	3: Das Becken kreisen lassen
2 + 1	5: Diagonale Dehnung
2 + 1	19: Dynamische Grätsche
2 + 1	23: Der Baum
2 + 1	26: Die Vorbeuge
3 + 1	27: Die tiefe Hocke
3	41: Der Geburtsatem
10	50: Entspannung im Liegen

Anspruchsvoll (vor allem am Boden)

Dauer (in Minuten)	Karte
2	40: Die volle Yogaatmung
2 + 1	1: Der Intuition folgen
2 + 1	2: Die sanfte Welle
3 + 1	31: Die sich verbeugende Katze
2 + 1	7: Der Halbmond
2 + 1	33: Die kraftvolle Welle
2 + 1	5: Diagonale Dehnung
2 + 1	30: Der Berg
2 + 1	37: Der Stuhl
3 + 1	38: Den Wehen begegnen
2 + 1	13: Die Venenpumpe
10	50: Entspannung im Liegen

Anspruchsvoll (vor allem im Stehen)

Dauer (in Minuten)	Karte
2	45: Bei sich ankommen
2 + 1	2: Die sanfte Welle
2 + 1	32: Die balancierende Katze
3 + 1	30: Der Berg
2 + 1	34: Der Sonnengruß
2 + 1	35: Kriegervariationen
2 + 1	22: Der Tisch
2 + 1	24: Die Schultern dehnen
2 + 1	13: Die Venenpumpe
3 + 1	15: Der Winkel
10	50: Entspannung im Liegen
3	42: Die Nasenwechselatmung

Programmvorschläge für spezielle Bedürfnisse

Muskelentspannungsprogramm für 25 Minuten

Dauer (in Minuten)	Karte
2	45: Bei sich ankommen
2 + 1	1: Der Intuition folgen
2 + 1	10: Entspannte Schultern
3 + 1	2: Die sanfte Welle
2 + 1	6: Die Beine schütteln
3 + 1	5: Diagonale Dehnung
8	50: Entspannung im Liegen

Muskelentspannungsprogramm für 45 Minuten

Dauer (in Minuten)	Karte
2	46: Sich verwurzeln
2 + 1	3: Das Becken kreisen lassen
2 + 1	17: Wahrnehmung des Standes
2 + 1	18: Die Seitbeuge
2 + 1	25: Drehung im Stand
3 + 1	2: Die sanfte Welle
2 + 1	4: Die Windmühle
3 + 1	9: Die gedrehte Katze
2 + 1	11: Der Kamelritt
3 + 1	10: Entspannte Schultern
10	50: Entspannung im Liegen
3	44: Der Bienenatem

Geburtsvorbereitungsprogramm für 25 Minuten

Dauer (in Minuten)	Karte
3	47: Meditation im Gehen
2 + 1	20: Die Göttin
3 + 1	3: Das Becken kreisen lassen
2 + 1	16: Der Schmetterling
3	43: Tönen
3	41: Der Geburtsatem
8	50: Entspannung im Liegen

Geburtsvorbereitungsprogramm für 45 Minuten

Dauer (in Minuten)	Karte
3	49: Herzmeditation
3 + 1	1: Der Intuition folgen
2 + 1	3: Das Becken kreisen lassen
3 + 1	48: Kraft schöpfen
3 + 1	20: Die Göttin
2 + 1	38: Den Wehen begegnen
2 + 1	27: Die tiefe Hocke
3 + 1	12: Den Beckenboden spüren
3	43: Tönen
3	41: Der Geburtsatem
10	50: Entspannung im Liegen

Gezielte Hilfe bei Beschwerden

Viele Übungen können Sie auch gezielt gegen bestimmte Beschwerden in der Schwangerschaft praktizieren. Führen Sie sie dann so oft wie möglich durch, eventuell sogar mehrmals am Tag.

Beckenendlage

29: Die Brücke

Bluthochdruck, Übelkeit, Schwindelanfälle

50: Entspannung im Liegen

Hämorrhoiden

12: Den Beckenboden spüren

Ischiasbeschwerden

6: Die Beine schütteln

Kurzatmigkeit, Engegefühl im Brustkorb

2: Die sanfte Welle • 5: Diagonale Dehnung • 8: Den Morgen begrüßen • 11: Der Kamelritt • 17: Wahrnehmung des Standes • 18: Die Seitbeuge • 29: Die Brücke • 40: Die volle Yogaatmung • 41: Der Geburtsatem

Müdigkeit, Schlappheit, Kopfschmerzen

10: Entspannte Schultern • 20: Die Göttin • evtl. 34: Der Sonnengruß • 40: Die volle Yogaatmung • 48: Kraft schöpfen • 50: Entspannung im Liegen

Muskelverspannungen

siehe Muskelentspannungsprogramme, S. 35

Nacken- und Schulterbeschwerden

2: Die sanfte Welle • 10: Entspannte Schultern • 11: Der Kamelritt • 24: Die Schultern dehnen

Ödeme, Krampfadern, Durchblutungsstörungen, Wadenkrämpfe

13: Die Venenpumpe

Rückenschmerzen (gesamter Rücken)

2: Die sanfte Welle • 3: Das Becken kreisen lassen • 14: Der Drehsitz • 22: Der Tisch • 25: Drehung im Stand • 46: Sich verwurzeln

Rückenschmerzen (oberer Rücken)

2: Die sanfte Welle • 5: Diagonale Dehnung • 9: Die gedrehte Katze • 11: Der Kamelritt

Rückenschmerzen (unterer Rücken)

2: Die sanfte Welle • 3: Das Becken kreisen lassen

Stimmungsschwankungen

20: Die Göttin • 26: Die Vorbeuge • evtl. 34: Der Sonnengruß • evtl. 35: Kriegervariationen • 42: Die Nasenwechselatmung • 45: Bei sich ankommen • 46: Sich verwurzeln • 47: Meditation im Gehen • 48: Kraft schöpfen

Verstopfung

14: Der Drehsitz • 20: Die Göttin • 25: Drehung im Stand

Dank

Mein Dank gilt
- Lorna Neuber und Melanie Tressel für ihre tiefe Leidenschaft für den Yoga rund um Schwangerschaft und Geburt,
- Christiane Steiger für ihre Unterstützung,
- meinen Schülerinnen, die ihre Schwangerschaft mit mir teilten,
- Klaus Gröner von „erzähl:perspektive" für seine Hartnäckigkeit,
- den Firmen Wellicious (Kleidung und Yogamatte) und Yogistar (Block, Kissen) für die freundliche Unterstützung des Fotoshootings,
- den Models Anna Sperlich und Saskia Thiel, dem Fotografenteam von „kunstschützen ! fotografie" und der Maskenbildnerin Sarah Sparkuhle für die zauberhaften Fotos,
- meiner Mutter für die Kinderbetreuung,
- meinem Mann für das Vertrauen in mich
- und nicht zuletzt meinen beiden Söhnen, diesen wundersamen Wesen, die glücklicherweise ihren Weg zu mir gefunden haben.

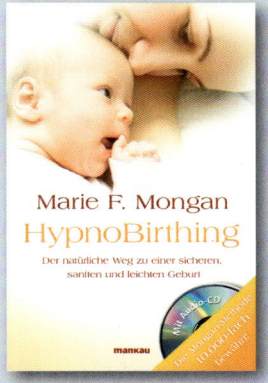

Marie F. Mongan

HYPNOBIRTHING

Der natürliche Weg zu einer sicheren, sanften und leichten Geburt

19,95 € (D)
20,60 € (A)
ISBN 978-3-938396-20-9

*„Ich empfehle dieses Buch und das dazugehörige, gut durch-
dachte Programm von Herzen, denn es leistet einen Beitrag
dazu, die Geburt unserer Kinder zu einem positiven und sanften
Schritt auf dem Weg zu einer besseren Welt zu machen."*
Dr. med. Lorne R. Campbell sen.

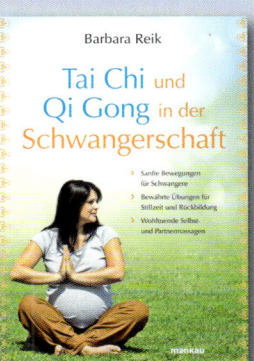

Barbara Reik

TAI CHI UND QI GONG
IN DER SCHWANGERSCHAFT

Sanfte Bewegungen für Schwangere
Bewährte Übungen für Stillzeit und Rückbildung

14,95 € (D)
15,40 € (A)
ISBN 978-3-86374-053-5

*„Barbara Reiks Übungsprogramm wirkt gerade in der Schwan-
gerschaft ausgleichend und belebend – ein stimmiges Konzept
in einer ganz besonderen Zeit!"* Elke Caesar, Hebamme

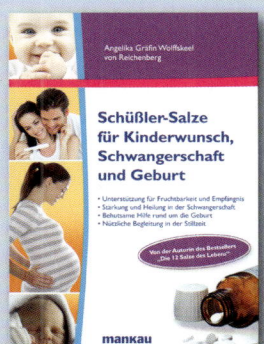

Angelika Gräfin Wolffskeel von Reichenberg

SCHÜSSLER-SALZE FÜR KINDERWUNSCH,
SCHWANGERSCHAFT UND GEBURT

12,95 € (D)
13,40 € (A)
ISBN 978-3-86374-011-5

*„In alphabetischer Reihenfolge werden die häufigsten Beschwer-
den aufgelistet, mit denen die Eltern und ihr Baby in den ersten
Monaten konfrontiert werden können."* newsage

*„Das Buch wendet sich an Laien, birgt aber auch für Hebammen
(...) jede Menge nützlicher Tipps und wird für diese bestimmt
bald zu einem unverzichtbaren Standardwerk."* Hebammenforum

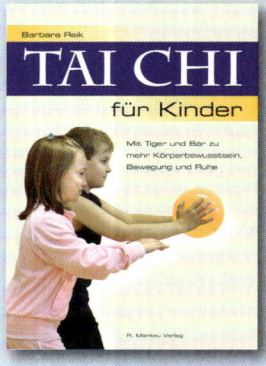
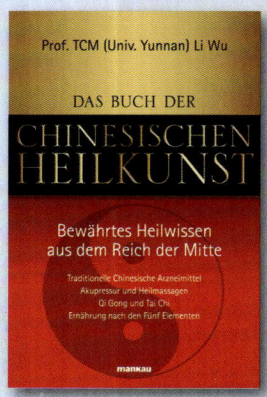
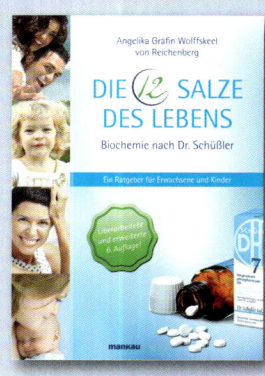